AF320726

NOTE

SUR UN CAS DE

MYÉLITE SUBAIGUE

DES CORNES ANTÉRIEURES

PAR

LE D E. DUFOURT

Chef de clinique de la Faculté de médecine de Lyon.

LYON

ASSOCIATION TYPOGRAPHIQUE

F. PLAN, RUE DE LA BARRE, 12

1885

NOTE

SUS UN CAS DE

MYÉLITE SUBAIGUE

DES CORNES ANTÉRIEURES

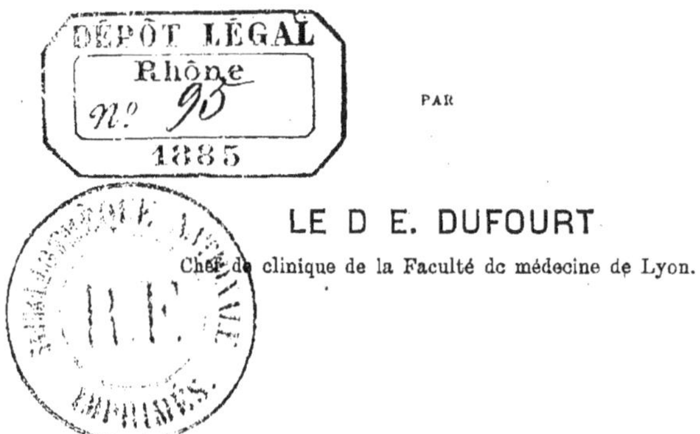

PAR

LE D E. DUFOURT
Chef de clinique de la Faculté de médecine de Lyon.

LYON
ASSOCIATION TYPOGRAPHIQUE
F. PLAN, RUE DE LA BARRE, 12

1885

NOTE

SUR UN CAS DE

MYÉLITE SUBAIGUE

DES CORNES ANTÉRIEURES

Le cadre des myélites antérieures tend à s'étendre tous les jours. A côté de la paralysie atrophique de l'enfance, type si fortement constitué au point de vue anatomique et clinique, qu'on peut la considérer avec M. Charcot comme une véritable maladie d'étude, on a vu se grouper peu à peu un certain nombre de formes morbides qui reconnaissent comme origine une lésion des grandes cellules motrices, en s'écartant plus ou moins du type primitif. Le cas que nous publions nous paraît correspondre à cet ordre d'idées, et pouvoir servir en quelque sorte de trait d'union entre la téphromyélite antérieure aiguë et les formes à évolution moins caractéristique.

M... (François) entre, le 19 août 1884, à l'hôpital de la Croix-Rousse dans le service de M. le docteur Drivon, salle Saint-Pothin, n° 39. C'est un jeune homme de 17 ans qui exerce la profession d'employé chez un imprimeur, mais il est occupé aux écritures et n'a jamais manié les caractères d'imprimerie. Son père est mort à 33 ans de la variole, sa mère à 25 ans d'une fluxion de poitrine. Il aurait eu dans son enfance la variole et une rougeole bénigne. Il a présenté pendant plusieurs années de la blépharo-conjonctivite avec perte des cils qui, actuellement encore, sont mal plantés et incomplets. Jusqu'à l'âge de 16 ans, il perdait ses urines au lit. L'année dernière, blennorrhagie de longue durée.

Depuis environ trois mois, il souffre de maux de tête violents, surtout le matin. Il y a trois semaines, il a passé la nuit dehors sur un banc, mais la température ambiante était très élevée, et le lendemain il ne s'aperçut d'aucun trouble dans sa santé. Mais depuis une quinzaine de jours, il a une sorte d'engourdissement aux pieds et aux mains. En outre, il y a huit jours, sensation de frissons à la suite desquels il eut des sueurs abondantes, et à partir de ce moment il s'est mis à souffrir de la gorge.

A son entrée, voici ce que l'on constate. La langue est épaisse, fortement saburrale ; les gencives sont rouges, enflammées et saignent facilement. La muqueuse pharyngienne paraît un peu tuméfiée, elle est rouge foncé, mais sans traces d'exsudat. Pas d'engorgement des ganglions sous-maxillaires. Perte complète de l'appétit. La déglutition est difficile, aussi bien pour les liquides que pour les solides. Elle n'est pas douloureuse, seulement il semble au malade que les aliments restent derrière le sternum et ne peuvent descendre ; il les rejette souvent immédiatement. Faiblesse générale extrême. Les muscles postérieurs de l'avant-bras semblent parésiés, la main gauche ne peut être mise en extension complète. Le malade se lève pour aller à la chaise voisine de son lit, mais il a les plus grandes difficultés à faire quelques pas, même en s'appuyant constamment, soit à son lit, soit aux bras de la chaise. Sensibilité un peu obtuse au bout des doigts. Rien à noter aux poumons. Au cœur, léger prolongement du premier bruit à la pointe.

Insomnie complète. Apyrexie.

23 août. On place deux sangsues au-dessous de chaque apophyse mastoïde.

25. Le malade paraît avaler un peu plus facilement.

28. Apparition du muguet sur la bouche et le pharynx. Au niveau de la région parotidienne droite, gonflement un peu douloureux. La faiblesse est toujours très grande.

A cette époque, M. le docteur Drivon prit un congé, et j'eus l'honneur de le suppléer à partir du 2 septembre.

2 septembre. Je constate les faits suivants : les symptômes bucco-pharyngiens sont à peu près les mêmes ; mais du côté de la motilité on trouve des phénomènes extrêmement remarquables. Le malade est étendu dans son lit presque complètement inerte. Il ne peut absolument pas mouvoir ses membres inférieurs. Pour les membres supérieurs, à gauche, il a des mouvements à peine sensibles de flexion des doigts dans la paume de la main ; à droite, ces mouvements existent à peu près au même degré, mais en outre, de ce côté il peut soulever le bras à environ 10 centimètres au-dessus du plan du lit, et il peut amener ce bras sur sa poitrine par un mouvement de reptation. Il lui est impossible d'essayer même de s'asseoir sur son lit, et si on le soulève pour l'ausculter, sa tête retombe lourdement en arrière. Il y a manifestement de l'atrophie musculaire, et elle paraît généralisée. Le thorax est squelettique ; les bras et les jambes, au dire du malade, auraient bien diminué de moitié depuis quinze jours. L'atrophie est surtout sensible pour les interosseux des deux mains. L'éminence thénar est remplacée par un méplat, et on

trouve à la face dorsale un sillon profond entre chaque métacarpien. Les mains ont une tendance évidente à prendre la forme de la griffe interosseuse. A part cela, il n'y a pas de déformations. Pour les membres, les mensurations donnent les résultats suivants :

Bras droit, circonférence, partie moyenne			19 cent.
Bras gauche	—	—	18
Mollet droit	—	—	25
Mollet gauche	—	—	24 1/2
Cuisse droite	—	—	31
Cuisse gauche	—	—	29

Tous les muscles sont flasques. Le ventre est aplati, profondément rétracté. Du côté de la face, il ne paraît rien y avoir à noter, ni parésie, ni atrophie, ni troubles de la sensibilité. Il n'y a pas trace de réflexes rotuliens. Abolition des réflexes cutanés. La pression des masses charnues est douloureuse. On ne trouve pas d'exagération de la contractilité idio-musculaire. Quelques frémissements fibrillaires. En outre, il y a des douleurs spontanées assez vives au niveau des doigts de pied. La recherche de l'état de la sensibilité révèle que, pour la douleur, il y a un peu de diminution depuis les orteils jusqu'au niveau du milieu de la cuisse ; pour le tact, un peu d'obtusion jusqu'au genou. La sensibilité à la température est parfaitement conservée. Au membre supérieur le tact est légèrement diminué à la face palmaire de la main et antérieure de l'avant-bras. Mais tout cela est à peine appréciable, et jamais nous n'avons pu trouver de troubles plus notables de la sensibilité. Toutefois le malade dit qu'il a comme du coton au bout des doigts. Les yeux fermés, il sait bien la position de ses membres.

L'état général est assez mauvais, la déglutition difficile ne permettant d'ingérer presque que des liquides. Pouls à tension faible, rapide, 130. Chaleur à la peau, qui est humide ; il y a eu des sueurs abondantes depuis deux jours. T. R. 39°,1.

3 sept. Le lendemain le malade se plaint d'une vive oppression. Cette nuit il s'étouffait en voulant avaler. Dyspnée, 40 respirations par minute. On remarque que la voix est faible, et le jeune homme raconte que depuis qu'il est malade il ne peut parler à voix haute, et que la parole à voix basse le fatigue beaucoup.

La faradisation révèle que la contractilité est un peu diminuée pour tous les muscles des bras et des avant-bras, les pectoraux, les muscles de la nuque. Pour les adducteurs de la cuisse, le fait est plus sensible, surtout à gauche. Mais pour tous les muscles de la jambe des deux côtés, régions antérieure, externe, postérieure, c'est à peine si, avec le maximum d'intensité du courant, on obtient une légère secousse. Nous n'avons pas pu faire l'examen aux courants continus, n'ayant pas d'appareil à notre disposition.

Douleur vague le long de la colonne vertébrale sans localisation précise. Pas de douleur en ceinture. Le malade se plaignant vivement de souffrir de ses gros orteils, on trouve sur chacun d'eux, au niveau de l'articulation phalangienne, une petite tache érythémateuse symétrique. Il n'y a pas trace de troubles du côté de la vessie, ni du rectum. L'urine est très pâle, elle ne contient ni sucre ni albumine. Point d'eschare sacrée. L'état de la bouche et du pharynx est amélioré, cependant le muguet persiste. Prescription : eau de Vichy en gargarisme, potion de Todd, vin de quina, hyposulfite de soude, 2 gr., iodure de potassium, 3 gr. T. R. matin, 38°,8 ; T. R. soir, 39°,8.

Pendant les quatre jours suivants, il n'y eut à peu près aucun changement dans l'état du malade. La température revint graduellement à la normale :

4 septembre. T. R. matin, 38°,6, soir 38,2.
5 — — 38°,4, — 38,5.
6 — — 37°,6, — 38°.
7 — — 37°,5, — 38°.
8 — — 37°,6, — 38°,2.

Aujourd'hui amélioration notable de l'état général. Les aliments liquides sont pris avec plaisir et non rejetés, les solides provoquent encore quelquefois des étouffements. Diarrhée ; le besoin d'aller à la selle se fait sentir environ une demi-heure après l'ingestion. Pas de lientérie. La tache érythémateuse qui se trouvait sur l'orteil droit a disparu. Au contraire, celle qui se trouvait sur l'orteil ganche a pris une teinte ecchymotique et l'articulation phalangienne est gonflée, ses mouvements spontanés sont très douloureux.

9 sept. Le malade peut élever un peu son bras droit, et le tenir un instant en l'air, il peut fléchir le coude gauche.
37°,5, 37°,8.

10. L'articulation tibio-tarsienne gauche est devenue douloureuse. Le malade peut remuer faiblement les jambes. État général meilleur. Plus de muguet. Il peut boire, manger sans difficulté. La respiration est encore à 24 ; le pouls à 120.
37°,5 37°,8

11. Il ne peut encore soulever le tronc, et lorsqu'on essaye de l'asseoir, il se plaint de souffrir violemment dans les articulations coxo-fémorales, mais il peut à présent soutenir sa tête, qui ne se renverse plus. Le genou gauche est douloureux, gonflé, et contient un peu de liquide. La peau est rosée à ce niveau.

12. Le malade se plaint tellement de souffrir dans les hanches lorsqu'on veut seulement le tourner, qu'on est obligé de prendre sa température axillaire, qui, du reste, est à peu près normale, 37°,7, comme depuis plusieurs jours.

13.   37°,2   38°,1
14.   37°   37°,6
15.   37°,5   37°,6

Le genou droit, tuméfié, contient du liquide. L'articulation tibio-tarsienne est moins douloureuse, mais encore très gonflée. Il y a un peu d'œdème des deux malléoles.

20. Actuellement, la motilité est très améliorée, le malade se sert de ses deux bras pour ramener son drap, s'essuyer la bouche, tenir une fourchette, mais il ne peut encore manger seul. Il remue facilement ses cuisses et ses jambes, mais ne peut absolument faire bouger ses pieds. L'atrophie musculaire, par contre, paraît avoir plutôt augmenté, elle est toujours généralisée, de telle sorte qu'il n'a pas apparu de déformation.

Bras droit,	circonf.	partie moyenne,	19 cent.
— gauche,	—	—	17 1/2
Mollet droit,	—	—	24
— gauche,	—	—	24
Cuisse droite,	—	—	30
— gauche,	—	—	29

La sensibilité est normale, sauf au bout des doigts, toujours une sensation duveteuse. L'abolition complète des réflexes rotuliens persiste, de même que l'intégrité des fonctions de la vessie et du rectum, et l'absence d'eschares sacrées. Le tégument de la paume des mains est épais, comme corné, et en voie de desquamation. La peau des orteils présente une altération analogue, et en outre sur la face dorsale, par places il y a un piqueté hémorrhagique ; à gauche, sur l'articulation phalangienne du gros orteil et sur les deux voisins, on remarque trois taches ecchymotiques de la dimension d'une pièce de 20 centimes. On commence à faradiser le malade régulièrement tous les jours pendant dix minutes.

26. Les douleurs articulaires ont complètement disparu ; il y a encore un peu d'œdème de la malléole gauche.

En fléchissant le genou de ce côté, on sent des craquements légers. Le malade s'assied sur son lit, se sert très bien de ses membres supérieurs, quoiqu'ils soient faibles. Mais les muscles extenseurs et fléchisseurs des pieds sont encore paralysés, il ne peut que fléchir le gros orteil. Au point de vue de l'atrophie, il n'y a pas de changements, et les mensurations donnent les mêmes résultats.

Un peu de céphalalgie. Point de côté douloureux à droite. On ne trouve rien aux poumons ni au cœur ; la température oscille autour de la normale. L'accélération du pouls persiste, 120.

Urine de 24 heures = 2.350 c. c., très pâle, ne contient ni sucre ni albumine. Urée = 11 gr. par litre. Acide phosphorique = 1 gr. 40 par litre.

28. Urines, 1700 c. c.

29. Urines, 1700 c. c.

2 octobre. Urines, 1500 c. c. Un peu de chaleur à la peau, céphalalgie, appétit diminué. Le thermomètre monte à 38°,4 dans le rectum.

5. Le malade ne se ressent plus de son indisposition passagère, qui n'a du reste coïncidé avec aucun phénomène saillant. La tachycardie persiste. P. 120.

La motilité est encore améliorée, la force est revenue en partie dans les membres supérieurs, les muscles extenseurs et fléchisseurs de la cuisse. Il y a de plus certainement une augmentation de volume des masses musculaires. Mais le malade ne peut toujours imprimer aucun mouvement à ses pieds. L'examen au courant faradique pour tous les muscles, excepté ceux des deux jambes, indique une contractilité beaucoup plus facile et complète qu'aux examens antérieurs, et probablement à peu près normale. Du côté des muscles des jambes, les phénomènes sont très nets, il est impossible avec le maximum du courant d'obtenir la moindre secousse des péroniers latéraux, du jambier antérieur, et des extenseurs des orteils des deux côtés. Dans les jumeaux, on obtient une faible contraction, surtout marquée à droite.

A cette époque, M. le docteur Drivon reprit son service. Le malade continua à s'améliorer progressivement, et, pensant qu'un séjour à la campagne hâterait sa guérison, il demanda son exeat le 27 octobre.

Voici les mesures prises à sa sortie :

Bras droit,	circonf. partie moyenne ,	20 cent.
— gauche,	— —	19
Mollet droit ,	— —	26
. — gauche,	— —	25
Cuisse droite,	— —	32
— gauche,	— —	31

La station debout n'était pas encore possible, mais la flexion de l'orteil et du pied commençait à pouvoir se faire, surtout à droite. L'état général est excellent. Le pouls est encore à 110.

Deux mois après, le 21 décembre, le malade, qui était parti avec la recommandation expresse de donner de ses nouvelles, vient me voir et me donne les renseignements suivants : Il a passé la plus grande partie de son temps à la campagne dans les environs de Lyon. Huit jours après son départ, il a commencé à marcher ; mais ayant voulu se servir de sabots, il s'est tordu le pied gauche, ce qui l'a obligé à quelques jours de repos. Mais bientôt après il a recommencé et a retrouvé toute sa motilité du côté des membres inférieurs, pendant que la puissance musculaire des membres supérieurs revenait graduellement à son état normal. Actuellement, en effet, il trouve qu'il marche aussi bien qu'avant sa maladie. Cependant, il y a encore quelques raideurs qui ne se révèlent que s'il accélère beaucoup le pas. Les réflexes rotuliens sont encore absents.

Les masses musculaires ont considérablement augmenté de volume, comme il est facile de s'en rendre compte en comparant les mesures suivantes à celles qu'il présentait au moment de sa sortie :

Bras droit,	circonf. partie moyenne ,		23 cent.
— gauche,	—	—	22 1/2
Mollet droit ,	—	—	31
— gauche,	—	—	30
Cuisse droite ,	—	—	39
— gauche,	—	—	37

Le bras droit a donc gagné 3 cent., le gauche 3 cent. 1/2 ; la cuisse droite 7 cent., la gauche 6 ; les deux mollets chacun 5 cent. On n'observe plus de dépression au niveau des interosseux sur le dos de la main. Mais, fait remarquable, la contractilité faradique n'a reparu que d'une façon très incomplète dans le jambier antérieur, l'extenseur commun des orteils, les péroniers, les jumeaux, le pédieux. Avec le maximum d'intensité du courant, que le sujet a beaucoup de peine à supporter, on sent assez manifestement les muscles se durcir, surtout la masse des jumeaux, mais on ne peut produire aucun mouvement, même en mettant les pieds dans les conditions statiques les plus favorables. La santé générale est aussi bonne que possible. Toutefois, le pouls est toujours accéléré, 100 ; il n'y a absolument rien aux poumons ni au cœur.

L'observation que je viens de relater présentant une diffusion inévitable, j'en résume les traits principaux : Paralysie avec atrophie de tous les muscles du corps, ceux de la face exceptés, chez un jeune homme de 17 ans. Début graduel, la paralysie a mis quinze jours à se compléter et ne paraît pas avoir commencé nettement par un groupe musculaire déterminé. Diminution légère de la contractilité faradique pour la plupart des muscles ; pour ceux de la région antéro-externe de la jambe, abolition presque totale. Perte des réflexes rotuliens. Quelques douleurs spontanées dans les membres et le long de la colonne vertébrale. Engourdissement au bout des doigts et des orteils. Pas de troubles notables de la sensibilité. Pas de troubles de la vessie, ni du rectum. Absence d'eschares. Polyurie légère constatée seulement un mois après le début. Pas de sucre, ni d'albumine. Dysphagie. Dyspnée. Accélération persistante du pouls. Fièvre constatée seulement au moment de l'acné des phénomènes paralytiques, ayant duré cinq ou six jours, la température atteignant un seul jour 39°,8. Arthropathies aiguës des articulations phalangiennes du gros orteil des deux côtés, du coude-pied gauche, des deux genoux. Troubles trophiques de la peau des orteils et du dos de l'avant-pied, consistant en une desquamation par plaques cornées, et un piqueté hémorrhagique. Régression de la paralysie débutant après dix jours de période d'état par les fléchisseurs à l'avant-bras, et se complétant graduellement. Guérison totale au bout de trois mois et demi de maladie. A ce moment persistance de l'accélération du pouls, de la perte des réflexes rotuliens, et retour très imparfait de la contractilité faradique dans les muscles des deux jambes, surtout à la région antéro-externe.

L'énumération de ces symptômes ne permet pas de douter un instant que notre malade n'appartienne au groupe des myélites des cornes antérieures. Ce groupe est, en effet, caractérisé essentiellement par les signes suivants : paralysie de la motilité, s'accompagnant le plus souvent d'atrophie, lorsque la lésion ne tue pas par la rapidité de son extension au bulbe comme dans la maladie de Landry, absence de troubles de la sensibilité, des fonctions de la vessie et du rectum, et d'eschares cutanées. Les espèces de ce groupe sont actuellement l'atrophie musculaire progressive type Aran-Duchenne, la paralysie générale spinale antérieure subaiguë de Duchenne, la paralysie infantile, la paralysie spinale de l'adulte, probablement la maladie de Landry, enfin l'affection décrite récemment par MM. Landouzy et Déjérine sous le nom de paralysie générale spinale à marche diffuse et curable (1), qui, du reste, croyons-nous, avec M. le professeur agrégé Bouveret (2), appartient en réalité à la paralysie spinale antérieure subaiguë de Duchenne.

Dans quelle catégorie notre malade doit-il être placé ? Il faut d'abord écarter le type suraigu et le type chronique ; le premier à cause de la différence radicale de la marche, le

(1) *Revue de médecine*, 1882.
(2) Leçons inédites à la Faculté de médecine, 1883.

second à cause de la différence de la marche, et aussi parce que le malade Aran-Duchenne est un atrophique avant d'être un paralytique, c'est-à-dire que sa paralysie est rigoureusement proportionnelle au nombre des fibres atrophiées, tandis que dans la paralysie spinale de l'adulte, comme dans la paralysie générale spinale antérieure subaiguë, le malade est essentiellement un paralytique, et son atrophie est insuffisante à expliquer son impotence, signe de grande valeur qu'a présenté au plus haut degré le sujet de notre observation.

Il nous reste donc deux formes, la paralysie spinale de l'adulte, et la paralysie générale spinale antérieure subaiguë de Duchenne ; les caractères de la première sont : début subit de la paralysie avec fièvre et quelquefois sans fièvre ; paralysie complète et en masse au début, allant en diminuant et se localisant ensuite dans un plus ou moins grand nombre de muscles ; contractilité faradique affaiblie dès la première période dans les muscles paralysés en raison directe de la lésiou centrale ; déformations partielles et variées des membres. Les caractères de la seconde forme sont : début en général par une faiblesse des extrémités ou de l'une des extrémités, gagnant peu à peu les membres entiers sans fièvre, sans douleurs, ni fourmillements ; augmentation graduelle de la parésie allant jusqu'à la paralysie complète, affectant des groupes de muscles ou tous les muscles d'une portion de membre, ou d'un membre entier et de tout le corps dans cette période ultime ; ordinairement troubles de la parole et de la déglutition dans cette période ultime : affaiblissement ou abolition de la contractilité faradique, atrophie en masse des membres proportionnelle au degré de la paralysie ; quelquefois arrêt de l'affection et alors retour des mouvements volontaires, même avant celui de la contractilité faradique.

Pour les caractères différentiels, les voici, d'après Duchenne (1), auquel il faut toujours se reporter lorsqu'il s'agit

____

(1) *L'Électrisation localisée*, p. 479, éd. 1872.

d'une maladie qu'il a décrite : « Bien que ces deux affections,
« dit-il, se ressemblent par leurs symptômes pris isolément,
« elles se distinguent en général facilement entre elles par
« la différence de leur processus morbide, et surtout du mode
« de développement de leur paralysie, qui dans l'une est
« envahissante, ascendante ou descendante, et qui augmente
« graduellement, tandis qu'au début dans l'autre elle se
« montre tout à coup à son maximum et va ensuite en dé-
« croissant, pour se localiser dans plus ou moins de muscles
« dont la texture s'altère. »

Or, chez notre malade la paralysie n'a pas été brusque,
maximum d'emblée, elle a mis, au contraire, quinze jours
à se compléter. Cette marche n'appartient pas à la paralysie
spinale de l'adulte. La régression a été complète, fait excep-
tionnel dans la paralysie spinale aiguë. Mais la durée, trois
mois et demi, l'élévation de la température centrale en rap-
prochent cependant notre cas. D'autre part, MM. Landouzy
et Déjérine caractérisent le type qu'ils veulent constituer de
la façon suivante : « Début progressif et marche rapide,
mais non brusque des accidents, pas de fièvre, et, en tout
cas, inconstance de ce symptôme ; paralysie et atrophie de
tous les muscles du corps, ceux de la face exceptés ; évolution
rapide (dix mois dans un cas, six mois dans l'autre) ; guérison complète et définitive de tous les troubles paralytiques
et atrophiques. » Cette description ne peut-elle s'appliquer
presque intégralement à notre malade, à cela près que la
marche des accidents a été encore plus rapide ?

En somme, nous croyons que le cas dont nous faisons
l'histoire prouve, une fois de plus, quelles séries de tran-
sitions on rencontre en clinique entre les schémas que né-
cessite la nosologie, et combien il est juste de considérer
la pathologie comme une immense chaîne dont tous les
anneaux se touchent. Si dans les myélites antérieures on
envisage le groupe dans lequel la paralysie, fait primitif, est
accompagné secondairement d'atrophie des muscles, on peut
classer notre observation entre la paralysie spinale de l'a-
dulte et la variété Landouzy-Déjérine et former, suivant

l'acuité de la marche, une échelle de types, depuis la paralysie générale spinale antérieure subaiguë, qui occuperait l'échelon inférieur, jusqu'à la paralysie spinale de l'adulte, en passant par la forme Landouzy-Déjérine, puis par celle que représente notre sujet, étant acquis du reste que probablement dans ces quatre variétés on peut avoir ou mort par le bulbe, ou atrophies localisées persistantes, ou régression complète des accidents.

Après avoir cherché le rang nosologique qui convient à notre malade, je signalerai les phénomènes particulièrement intéressants qu'il a présentés. Ce sont, en premier lieu, ces arthrites aiguës ayant affecté les deux genoux, l'articulation tibio-tarsienne gauche, et celles des phalanges du gros orteil des deux côtés, constituant un véritable rhumatisme spinal, et venant à l'appui des idées soutenues pour la première fois par J.-K. Mitchell, Froriep, Canstatt et reprises par Heymann. Les arthropathies sont rares dans les téphromyélites antérieures ; dans l'atrophie musculaire progressive, peu d'observations sont venues s'ajouter à celles de Remak, Patruban et Rosenthal.

Dans la paralysie infantile on ne connaissait, il y a quelques années, que le cas de M. Liouville, et je n'ai pu en rencontrer d'autres dans les quelques recherches que j'ai faites à ce propos ; de plus, dans l'observation de M. Liouville, il s'agissait d'arthropathies du type chronique, analogues à celles des ataxiques, et non d'arthrites aiguës comme chez notre malade. Cette pénurie est une des causes qui engagent la plupart des auteurs à rester sur la réserve quant à l'hypothèse que les premières autopsies de MM. Charcot et Joffroy, de M. Pierret semblaient avoir démontré, à savoir que les manifestations articulaires dans le tabes dorsal ataxique sont sous la dépendance de l'altération des grandes cellules des cornes antérieures.

On comprend facilement toute la valeur de notre observation au point de vue de cette théorie vers laquelle penchait fortement M. Charcot. Je n'insisterai pas sur les troubles trophiques des téguments, parce qu'ils ont été en somme

peu prononcés. Mais un fait remarquable, c'est la diminution très considérable de la contractilité faradique dans les
muscles des régions antéro-externes des deux jambes et dans
ceux du mollet persistant après le retour de la motilité.
Nous oserions à peine relater une particularité contraire
à l'opinion que Duchenne professait pour la téphro-myélite
antérieure aiguë, si Rosenthal et Frey n'avaient déjà signalé
la possibilité de la persistance de l'abolition de la contractilité faradique après la disparition de la paralysie. Du reste,
Duchenne lui-même admettait le fait pour la paralysie générale spinale antérieure subaiguë.

En terminant, j'attirerai l'attention sur un phénomène
dont la valeur est peut-être toutefois relative, parce que
nous ne connaissons pas le régime circulatoire de notre sujet avant sa maladie, je veux parler de l'accélération du
pouls qui nous semble ressortir à un certain degré d'excita-
tion de la région cervicale supérieure de la moelle. Quelle
en est la signification pronostique? Ce jeune homme va-t-
il rester un médullaire dans le sens que Lasègue attachait à
la qualification de cérébral, et est-il appelé à voir un jour
survenir un nouveau processus spinal, chronique peut-être
cette fois, comme ces malades de MM. Oulmont et Neu-
mann (1) chez lesquels l'atrophie musculaire progressive
vint se greffer sur une ancienne paralysie infantile? C'est
une éventualité au point de vue de laquelle l'observation
ultérieure de notre sujet présentera le plus grand intérêt.

Les quelques conclusions suivantes nous paraissent dé-
couler du fait que nous venons d'exposer :
1° L'existence d'une forme de myélite des cornes antérieures intermédiaire au point de vue de la marche entre la
paralysie spinale de l'adulte, et la paralysie générale spinale
à marche diffuse et curable, type Landouzy-Déjérine.
2° La possibilité de voir survenir au cours de son évolu-

(1) *Gazette hebdomadaire*, 1881.

tion des arthropathies aiguës, avec douleur et gonflement, plus ou moins généralisées.

3° Enfin, au moins dans certains cas, le retour de la motilité à son état normal, alors que la contractilité faradique reste encore considérablement amoindrie.